AF391013

Docteur BÉNARD

Les Indications

DES

Eaux Cuivreuses

DE

Saint-Christau

DANS LES DERMATOSES

Communication faite à la Société d'Hydrologie Médicale de Paris

(Séance du 3 Avril 1911)

ISSOUDUN

IMPRIMERIE H. GAIGNAULT

15, Rue Victor-Hugo, 15

1911

Docteur BÉNARD

Les Indications

DES

Eaux Cuivreuses

DE

Saint-Christau

DANS LES DERMATOSES

Communication faite à la Société d'Hydrologie Médicale de Paris

(Séance du 3 Avril 1911)

ISSOUDUN

IMPRIMERIE H. GAIGNAULT

15, Rue Victor-Hugo, 15

1911

Les Indications des Eaux Cuivreuses de Saint-Christau dans les Dermatoses

Par M. BÉNARD

Les plus anciennes traditions relatives à l'histoire de St-Christau nous font connaître les eaux de cette Station comme jouissant d'une réputation particulière dans le traitement des maladies de la peau. Vers l'an 1300, un lépreux ou *cagot* qui avait coutume d'en faire usage, en aurait reconnu l'efficacité. D'autres auraient suivi son exemple avec le même succès. Mais la répulsion qu'ils inspiraient aurait éloigné les autres malades. D'où l'obscurité et l'oubli où étaient retombées ces eaux jusqu'au milieu du XVIIIe siècle (1). A cette époque, la spécialisation dermatologique de St-Christau, attestée déjà par les noms de *Source des Ladres* et *Source des Dartres*, ne tarda pas, après quelques tâtonnements, à s'orienter de nouveau vers les affections de la peau. Vers 1860, époque où la direction médicale de St-Christau se trouva remise aux mains d'un médecin des plus distingués, élève de Bazin, dermatologiste accompli, le Dr Tillot, la clientèle thermale était surtout composée d'eczémateux et de malades atteints d'autres dermatoses. M. Tillot étendit cette spécialisation avec avantage aux affections de quelques muqueuses dermo-papillaires, plus particulièrement accessibles au traitement externe qui a tou-

---

(1) DE COURTHILLE. Notice sur le vallon de St Christau-de-Lurbe.

jours paru revendiquer la plus grande part dans la thérapeutique de la station. Certaines rhinites et rhino-pharyngites, des blépharo-conjonctivites et même des kératites furent, de la part de ce praticien distingué, l'objet d'études fort intéressantes, mais ce fut surtout dans le traitement des dermatoses bucco-linguales et tout particulièrement des stomatites et glossites leucoplasiques, dont M. Tillot avait commencé à traiter quelques cas, que le succès s'affirma dans la suite de la façon la plus manifeste, lorsque je pus appliquer à ce genre de traitement des procédés plus puissants et plus particulièrement appropriés à la nature des lésions bucco-linguales.

I

LES EAUX — LEURS PROPRIÉTÉS THÉRAPEUTIQUES — LEURS MODES D'APPLICATION

Les deux principales sources de St-Christau, les *Arceaux* et le *Prieuré*, sont caractérisées chimiquement par la présence d'une quantité de cuivre, très faible si l'on ne considère que sa valeur absolue (0,0003 et 0,00045 évaluée en sulfate), mais très intéressante si l'on remarque que ce métal paraît jouer le rôle prépondérant eu égard à la faible activité apparente des autres éléments minéralisateurs. Cette caractéristique chimique assigne donc à St-Christau une place à part dans la classification des eaux minérales, en rangeant ces eaux dans le groupe des *eaux cuivreuses*, dont elles constituent un des rares spécimens.

Cette faible minéralisation a donné prise pendant longtemps au scepticisme des médecins insuffisamment documentés sur les résultats cliniques obtenus à St-Christau. Mais aujourd'hui, les récentes découvertes relatives à l'ionisation, à l'état colloïdal, aux ferments métalliques, aux activités insoupçonnées que recèlent, dans certaines conditions, les solutions métalliques, nous donnent une explication des plus rationnelles et des plus plausibles de l'activité d'une eau si faiblement minéralisée. On sait, en particulier, que le cuivre est un des métaux qui jouissent de la propriété d'agir sur certains éléments organisés à des doses infinitésimales, probablement en raison de sa remarquable faculté de se fixer d'une façon élective et de s'accumuler sur certains éléments cellulaires. D'après les expériences du Pr Bokorni, des dilutions au millionième et au dix millionième de sulfate de cuivre sont toxiques pour certains organismes élémentaires. Est-ce à dire pour cela que l'eau de St-Christau jouerait dans les dermatoses le rôle d'un agent microbicide? Je me garderais bien d'envisager la question à un point de vue si étroit et surtout si hypothétique. Disons seulement que la constatation de cette puissance destructive atteste suffisamment sa puissance modificatrice.

Quelle que soit l'explication théorique de son action, ce qui est bien établi de par la clinique, c'est que le cuivre constitue dans les dermatoses un agent thérapeutique d'une valeur incontestable. Aussi, tout en faisant de prudentes réserves relativement aux propriétés des autres éléments constitutifs de l'eau minérale et à l'action synthétique de cette dernière, l'analogie que l'on constate entre les propriétés thérapeutiques des eaux de St-Christau et celles que l'on reconnaît au cuivre, nous autorise à penser que c'est bien à ce métal que l'on doit attribuer le rôle prépondérant dans la thérapeutique de la station.

Parmi les caractères physiques qui paraissent rendre les eaux de St-Christau spécialement applicables au traitement des dermatoses, il faut noter leur onctuosité très appréciable qui corrige peut-être et fait tolérer l'action mordante et décapante qu'elles exercent sur les épithéliums.

Cette action décapante, que n'explique guère la composition chimique de l'eau, est en effet une de ses propriétés les plus intéressantes au point de vue de l'influence qu'elle exerce sur les dermatoses caractérisées par une altération de la fonction épidermique ou sébacée. Un bain d'une durée moyenne augmente la souplesse et la douceur de la peau, mais si le contact se prolonge, on observe souvent à la suite une sensation de sécheresse et d'amincissement de l'épiderme que l'on doit évidemment attribuer à une action dissolvante des matières grasses et de la couche cornée de la peau.

Les propriétés astringentes des eaux de St-Christau sont d'autre part assez manifestes lorsqu'elles sont en contact avec une muqueuse ou avec une surface dépourvue de sa couche épidermique normale.

Ces eaux cuivreuses n'auraient-elles pas en outre une action topique spéciale sur l'innervation des tissus malades, ainsi que pourraient le faire supposer certaines expériences de Burq à la Salpétrière ? Ceci ne peut être qu'une hypothèse, mais qui n'a rien d'invraisemblable. Ce qui est d'observation vulgaire, c'est qu'employées en applications externes, elles décongestionnent les tissus qui sont le siège d'un engorgement chronique avec une rapidité parfois merveilleuse et modifient de la façon la plus heureuse les lésions inflammatoires chroniques à tendance variqueuse, exsudative, sclérosante même et ulcéreuse.

L'usage interne des eaux de Saint-Christau, bien que moins important que l'externe, est loin pourtant d'être sans utilité. L'eau des Arceaux, prise en boisson, paraît activer les échanges organiques, car tout en stimulant l'appétit, elle produit souvent une diminution de poids et éloigne souvent le retour des manifestations goutteuses Elle augmente les sécrétions cutanées, mais surtout elle exerce sur l'appareil urinaire une action excitante des plus manifestes, provoquant, avec une abondante diurèse, de fortes décharges d'acide urique. Les dermatoses arthritiques bénéficient largement de ce traitement interne lorsqu'aucune contre-indication ne s'oppose à son administration régulière.

Le traitement externe consiste en bains, fomentations, lotions, irrigations, douches, et surtout pulvérisations.

Bains : Les bains généraux sont généralement donnés à une température voisine de celle du corps, mais dont le degré varie cependant suivant la nature et les caractères de la lésion traitée, ainsi que suivant la susceptibilité du malade. Sauf certains cas exceptionnels, leur durée ne dépasse pas le plus souvent 20 à 3o minutes. Les bains locaux, de pieds, de jambes, de siège, le bain de bouche, etc.... complètent souvent la balnéation générale ou parfois même la suppléent.

LES FOMENTATIONS, faites avec un tissu spongieux, gaze, lint, ouate hydrophile, sont très largement utilisées et répondent à des indications diverses, suivant qu'on en modifie la durée et le mode d'application. Elles sont précédées et suivies de LOTIONS courtes ou prolongées.

LA DOUCHE dermatologique de Saint-Christau est administrée sous une très faible pression (à peine 3 mètres) en arrosoir et le plus souvent à une température peu supérieure à celle du bain tempéré. Sa durée se prolonge parfois jusqu'à 6, 8 ou 10 minutes. Ordinairement locale, on l'administre parfois aussi, suivant la méthode de Jacquet, sur les épaules et la colonne vertébrale, lorsqu'on vise à la sédation du système nerveux. La véritable douche hydrothérapique n'est que rarement utilisée dans les dermatoses, mais on a recours dans certains cas à une douche filiforme, dite en épingles qui, par ses caractères de force et de finesse, se distingue de toutes celles qui, dans les autres stations thermales, portent la même dénomination. Elle consiste en un faisceau de jets d'une extrême ténuité, dont le calibre d'ailleurs est réglable à volonté et dont la force de projection est énorme, la pression qui la commande n'étant pas inférieure à 18 ou 20 atmosphères. Promenée rapidement sur la surface cutanée, elle détermine instantanément une forte excitation, qui se manifeste par une rougeur vive et persistante.

Parmi les différents modes d'application du traitement externe, c'est à la PULVÉRISATION que revient, à Saint-Christau, l'importance la plus considérable. C'est à Saint-Christau que ce procédé d'administration de l'eau, imaginé dans le principe par Salies-Girons, pour faire pénétrer l'eau minérale en nature dans les voies aériennes, fut appliqué en premier lieu sur les téguments, sous le nom de pulvérisation externe, par mon savant prédécesseur et ami, le Dr Tillot, qui avait de suite pressenti que la pulvérisation n'était pas seulement un moyen de mettre en contact l'eau minérale avec une surface difficilement accessible, mais qu'elle avait par ellemême une action propre, intrinsèque, capable de renforcer ou de modifier ses propriétés thérapeutiques. Quelle est la nature de cette action vraisemblablement très complexe ? Le brisement de l'eau minérale accompagné nécessairement d'un dégagement d'électricité exalte-t-il la puissance des éléments minéralisateurs de l'eau ? Favorise-t-il ses émanations radio-actives ? Exerce-t-il une action hydrothérapique spéciale sur les terminaisons nerveuses des papilles ? Ce sont autant de problèmes qui mériteraient de faire le sujet d'une étude approfondie, qui ne saurait avoir sa place ici. Je me bornerai à constater que la pulvérisation produit des effets très différents de la simple action de contact, et qu'elle permet d'obtenir des réactions thérapeutiques puissantes, qui varient notablement, suivant les différents modes d'application qui président à son emploi.

Je me suis donc efforcé d'une façon toute particulière, à Saint-Christau, de réglementer avec autant de précision que possible ce mode d'administration de l'eau minérale et d'obtenir de lui toute la puissance et la variété d'effets que l'on est en droit de lui demander.

Je ne décrirai pas ici l'instrumentation spéciale qui me permet de graduer la finesse, la force de projection et la température des pulvérisations, ainsi que les appareils qui les rendent plus particulièrement applicables à certaines localisations.

Je me contenterai de dire que, sur la simple vue de l'ordonnance du médecin, on peut obtenir sans tâtonnement, et avec toute la précision désirable, des pulvérisations présentant tous les degrés intermédiaires entre le fin brouillard que le moindre courant d'air fait dévier, et la gerbe pulvérisée volumineuse et fortement percutante. La température, que je considère, elle aussi, comme un élément thérapeutique très important, est également réglable à volonté, bien qu'avec une précision moins grande.

II

INDICATIONS THÉRAPEUTIQUES

ECZÉMAS : Parmi les dermatoses que l'on traite avec succès à Saint-Christau, les eczémas sont les affections que l'on rencontre le plus communément. Mais, ainsi que l'a si bien montré le D' Brocq, dans son beau travail sur la question des eczémas, l'eczéma tel qu'on l'entend habituellement, ne répond pas à une entité morbide définie, mais à un nombre considérable de manifestations pathologiques souvent aussi différentes dans leurs aspects morphologiques que dans leurs conditions étiologiques, et qui, par conséquent, ne sauraient être justiciables d'une thérapeutique identique.

Il est donc indispensable d'envisager séparément les différentes modalités cliniques suivant lesquelles se présentent ces affections, leurs formes objectives, leurs complications, leurs conditions étiologiques, leurs localisations, ainsi que la mesure dans laquelle chacune d'elle est modifiable par la cure thermale.

Dans le groupe des ECZÉMAS VÉSICULEUX VRAIS, la variété *vulgaire amorphe* à petites ou à moyennes vésicules, est traitée avantageusement à Saint-Christau, mais à la condition que l'affection ne soit pas à la période d'augment et que les circonstances étiologiques qui l'entretiennent rentrent elles-mêmes dans les indications de la cure thermale. La forme *impétigineuse* constitue par elle-même une indication bien déterminée.

Dans l'*eczéma érysipélatoïde*, ainsi que dans l'*eczéma rubrum*, la cure thermale, en raison du caractère d'acuité des lésions, est formellement contre-indiquée.

L'*eczéma papulo-vésiculeux disséminé*, variété généralement assez rebelle, donne des résultats quelque peu aléatoires.

L'*eczéma nummulaire*, ordinairement si réfractaire, rentre bien cependant dans les indications de Saint-Christau.

Beaucoup plus que les eczémas vrais, les ECZÉMAS SÉBORRHÉIQUES, à quelque forme qu'ils appartiennent, sont particulièrement justiciables de la cure thermale de Saint-Christau. Non seulement les formes figurées qui constituent l'*eczéma séborrhéique de Unna*, mais d'une façon générale toutes les lésions eczématiformes caractérisées par l'exagération des sécrétions grasses de la peau, rentrent dans les indications les plus formelles de la station. Sèches ou humides, croûteuses ou squameuses, compliquées ou non d'eczéma vrai ou d'infections banales, toutes ces lésions sont généralement influencées favorablement. La sub-acuité même n'est pas une contre-indication absolue. Les *séborrhéides* ou *parakératoses psoriasiformes* ou *pityriasiformes* qui se rattachent si étroitement aux eczémas séborrhéiques, doivent tout particulièrement être comprises dans les indications favorables de la cure, les psoriasiformes surtout.

Les COMPLICATIONS des eczémas, *lichénifications, œdème simple, état variqueux, ulcérations variqueuses, lésions fissuraires, états papillomateux, folliculites, furonculose*, trouvent dans les divers modes d'application du traitement, aussi bien que dans l'eau minérale elle-même, des médications très bien appropriées à ces différents cas. Quant aux *névrodermites prurigineuses*, qui compliquent si souvent les lésions eczémateuses, il y a lieu de distinguer, au point de vue du pronostic de la cure, entre celles qui sont une conséquence naturelle de la lésion et celles qui lui sont préexistantes. Les névrodermites primitives circonscrites cèdent dans bon nombre de cas, mais sont bien plus rebelles que les névrodermites secondaires. Les névrodermites primitives diffuses et surtout généralisées, ne donnent qu'un nombre assez limité de succès.

Les indications relatives aux conditions étiologiques des eczémas présentent une importance considérable, et, bien qu'elles ne soient pas toujours faciles à préciser en raison de leur complexité, il importe de faire tous ses efforts pour les déterminer dans la mesure du possible.

Les *eczémas traumatiques* guérissent ordinairement sans difficulté si l'on peut supprimer la cause qui les entretient.

Il en est de même des eczémas causés par des *intoxications chroniques*, alimentaires ou médicamenteuses.

Les *auto-intoxications* résultant d'un trouble de nutrition ou d'un défaut d'élimination en rapport avec une des dyscrasies constitutionnelles que l'on englobe, avec la goutte, sous la dénomination trop vague d'arthritisme et qui jouent un rôle si important dans la genèse des eczémas, trouvent en général dans le traitement interne aussi bien que dans le traitement externe une médication très efficace, qui active considérablement les sécrétions rénales et cutanées et probablement aussi les phénomènes de nutrition. La diathèse urique franche chez les sujets qui ne sont pas trop disposés à la constipation et qui n'ont pas les voies digestives trop susceptibles, constitue une indication des plus favorables.

Les manifestations eczémateuses liées à des *affections viscérales*, gastriques, hépatiques, pancréatiques ou entériques, sont moins favorablement influencées.

En revanche, lorsqu'il s'agit, comme cela est si fréquent, d'eczémas en rapport avec un trouble de l'innervation, ce n'est pas seulement l'eau minérale, mais aussi le climat extraordinairement sédatif de Saint-Christau, qui constitue dans certains cas une indication toute particulière. Ce sont surtout les malades excitables et les surmenés qui bénéficient de ces conditions climatériques. Il en est de même des sujets éprouvés par le climat marin. Les déprimés habituels, au contraire, et les malades sujets aux congestions passives, ne supportent pas bien le séjour dans la station.

Les localisations spéciales des eczémas constituent, elles aussi, des indications importantes. Les éruptions localisées guérissent plus facilement que les formes généralisées, et, parmi les localisations plus particulièrement favorables au traitement, il convient de citer les régions *labiale, narinaire, palpébrale, auriculaire* et *ano-vulvaire* où le tégument externe est en contiguïté avec une muqueuse. Non seulement l'eau minérale se montre particulièrement efficace dans les cas de ce genre, mais l'instrumentation spéciale destinée aux pulvérisations de chacune de ces régions est un élément important de guérison.

Lichens : La cure de Saint-Christau donne généralement d'assez bons résultats dans le *lichen plan*, sans toutefois présenter dans cette affection des indications bien spéciales lorsqu'il s'agit du lichen cutané. Il en est, en revanche, tout autrement lorsque les lésions siègent sur les muqueuses, la muqueuse bucco-linguale en particulier où la médication thermale présente une efficacité remarquable.

Parmi les autres variétés de lichen, il convient d'en citer tout particulièrement une des plus rebelles, le *lichen corné*, dont un certain nombre de cas ont été guéris à Saint-Christau par les pulvérisations chaudes fortement percutantes.

Psoriasis : Le *psoriasis* trouve à Saint-Christau une médication bien appropriée à son traitement, mais pas plus que dans les autres stations thermales où l'on traite cette dermatose, il n'est pas susceptible de guérir, sauf quelques cas exceptionnels, sous la simple action de la cure hydrominérale. Néanmoins, cette dernière, combinée avec des applications médicamenteuses, que l'on alterne avec les différents modes du traitement balnéaire, donne en général des résultats très satisfaisants.

Pelade : L'eau de Saint-Christau a-t-elle par elle-même une action très manifeste sur la nutrition du bulbe pileux ? Je ne puis produire à ce sujet que des présomptions assez vagues. On doit donc vraisemblablement attribuer surtout les repousses rapides que j'ai observées dans la *pelade* à la vigoureuse excitation produite par le procédé hydrothérapique spécial dont je fais usage dans les cas de ce genre, la douche filiforme lancée sous une énorme pression (20 atmosphères environ) et promenée rapidement sur le cuir chevelu jusqu'à rubéfaction vive des téguments.

Acnés : L'action si spéciale de l'eau de Saint-Christau sur l'élément séborrhéique dans les eczémas est également observée dans les acnés. Dans ce groupe, l'*acné* pustuleuse est traitée avec grand avantage par les pulvérisations très chaudes et prolongées. L'*acné rosacée* elle-même peut être améliorée dans son élément télangiectasique aussi bien que dans ses manifestations pustuleuses, et l'on doit citer l'*acné chéloïdienne* comme ayant parfois donné des résultants inattendus.

Les *séborrhées idiopathiques concrètes* ou *fluentes* subissent très heureusement l'influence du traitement, la séborrhée des lèvres tout particulièrement.

Lupus : Le *lupus tuberculeux* a figuré longtemps parmi les indications importantes de Saint-Christau, et, de fait, il m'a été permis d'en observer bien des cas fort améliorés par la cure thermale. Mais, en raison des énormes progrès réalisés depuis quelques années dans la thérapeutique de cette affection, il me semble que le traitement thermal doit céder le pas aux interventions chirurgicales, à la photo et radiothérapie, ainsi qu'aux autres agents de la médication physique.

Il n'en est pas de même du *lupus erythémateux* qui, bien que plus réfractaire que le précédent, m'a donné des guérisons et des améliorations remarquables par l'emploi des douches pulvérisées très chaudes, fortement percutantes et prolongées. N'y aurait-il pas lieu de voir encore dans ces heureux effets l'action favorable de l'eau de Saint-Christau sur la fonction sébacée ?

A la suite des affections propres au tégument externe, on ne peut passer sous silence une des indications capitales de Saint-Christau, celle qui constitue la spécialisation la plus formelle de cette Station, je veux parler de certaines affections propres à la muqueuse bucco-linguale et qui se rattachent aux dermatoses par les analogies de structure des deux surfaces tégumentaires aussi bien que par leur solidarité physiologique et pathologique.

Leucoplasies : Les *leucoplasies bucco-linguales*, quelles que soient leurs conditions pathogéniques ou leurs formes objectives, sont toutes justiciables du traitement thermal de Saint-Christau. Sans doute, les moins malignes, les nicotiniques simples, par exemple, donnent des améliorations plus rapides et des guérisons plus nombreuses, mais toutes sont susceptibles d'être plus ou moins avantageusement modifiées, quelle que soit leur modalité clinique qui, d'ailleurs, est le plus souvent fort difficile à spécifier, en raison de leur inextricable complexité. Les localisations *vulvaires* ou *anales* peuvent bénéficier du traitement dans une mesure analogue. Les guérisons, évidemment, ne peuvent être la règle, mais un arrêt dans la marche de la lésion ou une rétrocession plus ou moins marquée, résultats les plus ordinaires de la cure, sont loin d'être sans valeur quand il s'agit d'affections si rebelles presque toujours progressives et tendant si fréquemment à une transformation maligne.

Glossites syphilitiques : Un des principaux éléments de succès dans le traitement des leucoplasies, à Saint-Christau, consiste dans l'influence très favorable qu'exerce ce même traitement sur les *glossites tertiaires*, qui sont si fréquemment combinées avec la leucoplasie. Bien que constituant une des manifestations les plus rebelles de la syphilis, elles rétrocèdent généralement dans une certaine mesure, et souvent avec une extrême rapidité sous l'influence des pulvérisations d'eau minérale. C'est, sans doute, le processus congestif surtout qui se trouve si rapidement influencé, mais les infiltrations inflammatoires chroniques, qui n'ont pas encore subi l'évolution scléreuse définitive, présentent, elles aussi, des modifications sensibles qui se manifestent par une diminution de volume de la langue, une mobilité et une souplesse très appréciables. Les eaux cuivreuses de Saint-Christau auraient-elles sur la syphilis tertiaire une action sinon spécifique, du moins très spéciale? Il est permis de le supposer, et la grande autorité du Pr Landouzy, qui a nettement émis cette opinion, dans une de ses belles leçons des Voyages d'Etudes aux Eaux minérales, viendrait à l'appui de cette manière de voir. Jusqu'à ces derniers temps, dans la crainte de rendre moins manifestes les effets du traitement thermal, je me faisais scrupule, en dehors de quelques cas exceptionnels, d'instituer concurremment le traitement spécifique et j'en conseillais seulement l'usage pour une période ultérieure. Mais en raison de la tolérance hydrargyrique remarquable que l'on observe du fait de la cure thermale et des excellents résultats que donne la combinaison des deux traitements, je pense qu'il sera préférable dorénavant de recourir plus fréquemment à l'association des deux médications.

Aux glossites leucoplasiques et tertiaires qui constituent l'indication la plus intéressante de Saint-Christau, il convient d'ajouter encore certaines glossites plus bénignes :

La desquamation aberrante de la langue ou glossite marginée, où les résultats un peu aléatoires du traitement thermal sont en rapport avec le caractère capricieux de la maladie.

Les LANGUES PILEUSES, généralement peu graves, dont un cas cependant relativement sérieux, fort amélioré par Saint-Christau, a été l'objet d'une communication à la Société d'Hydrologie en 1903.

Enfin, certaines GLOSSITES PAPILLAIRES IRRITATIVES insuffisamment décrites, bien qu'assez fréquentes qui, par leur irritabilité — bien différente de celle de la véritable glossodynie — constituent une infirmité pénible et préparent un terrain propice à la production des néoplasmes épithéliaux.

Issoudun. — Imprimerie H. GAIGNAULT, 15, rue Victor-Hugo.